U0352757

解密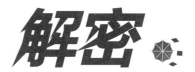

夏季健康"杀手"热射病

主　编　李　依　周　平　杨子含

副主编　彭红琼　李　玲

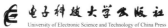
电子科技大学出版社
University of Electronic Science and Technology of China Press

·成都·

图书在版编目（CIP）数据

解密夏季健康"杀手"热射病 / 李依，周平，杨子

含主编. -- 成都：成都电子科大出版社，2024. 12.

ISBN 978-7-5770-1291-9

Ⅰ. R594.1

中国国家版本馆 CIP 数据核字第 20242YP045 号

解密夏季健康"杀手"热射病

李 依 周 平 杨子含 主编

策划编辑 曾 艺 谢晓辉
责任编辑 仲 谋
责任校对 谢晓辉
责任印制 段晓静

出版发行 电子科技大学出版社
　　　　 成都市一环路东一段 159 号电子信息产业大厦九楼
　　　　 邮编　 610051
主　　页 www.uestcp.com.cn
服务电话 028-83203399
邮购电话 028-83201495

印　　刷 成都市东辰印务科技有限公司
成品尺寸 130 mm×185 mm
印　　张 3.75
字　　数 45 千字
版　　次 2024 年 12 月第 1 版
印　　次 2024 年 12 月第 1 次印刷
书　　号 ISBN 978-7-5770-1291-9
定　　价 48.00 元

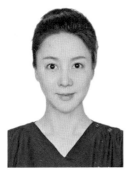

主编／李依

1979年3月出生，四川大学临床医学院内科学硕士研究生，四川省人民医院副主任医师，电子科技大学医学院硕士生导师。擅长各种急危重症的救治。现任中华医学会急诊医学分会危重症学组委员。主持省部级课题一项，发表论著十余篇。

1970年3月出生，籍贯四川，重庆医科大学学士，四川省人民医院主任医师，急救中心副主任，EICU主任，电子科技大学医学院、成都中医药大学硕士生导师。第十四批四川省卫生健康委学术技术带头人，擅长各种急危重症的救治。现任中华医学会急诊医学分会生命支持学组委员。主持省部级、卫健委、市级课题六项，发表论著十余篇。

主编／周平

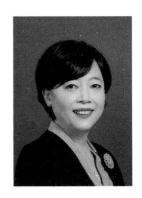

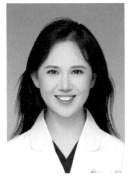

主编／杨子含

1986年2月出生，籍贯四川，川北医学院学士，四川省人民医院主治医师，擅长各种急危重症的救治。发表北大核心期刊论著一篇，参与多项省部级、卫健委、市级课题的研究。

特 别 声 明

　　随着医学研究的进展、临床经验的积累，以及知识的不断更新，疾病的治疗方法及用药也在相应不断调整。建议读者在使用每一种药物之前，根据医嘱和厂家提供的产品说明书确认药物用量、用药方法、用药的时间及禁忌等，严格遵守用药安全注意事项。执业医师有责任根据临床经验及患者病情决定用药量和选择最佳治疗方案。

　　本书仅作大众科普之用，不能用于指导专业临床实践。对于实际治疗中所发生的损失或损害，作者不承担责任。

前　言

随着全球气候变暖及极端天气增多，热射病发生率呈逐年上升趋势。如果公众能够对热射病的基础知识有初步的了解，能做到预防、早期识别及现场规范处理，将会明显降低热射病的致残率及致死率。

本书以深入浅出的方式对热射病的定义、分类、预防、早期识别、现场处置、转运、院内救治、中医中药救治等方面做了详尽讲解，辅以漫画，增加图书的科普性、趣味性、可读性。希望阅读本书后，读者能知道如何预防热射病，遇到热射病能识别并较规范地完成现场处置，为后续的院内治疗夺得先机。

在此，我们要感谢所有为本书撰写提供帮助和支持的老师和同事，谢谢你们的无私付出。同时我们也要感谢翻开此书的读者，感谢你们的信任，愿大家阅读本书后都能有所收获。

限于编者水平，书中难免有不妥之处，恳请广大读者提出批评和建议。

李　依

2024 年 10 月

目　　录

第三章 ◇ 热射病患者的现场急救

第四章 ◇ 热射病患者的转运

第五章 ◇ 热射病患者的院内救治

第六章 ◇ 热射病的中医中药治疗

第一章

热射病的
早期识别及分类

热！热！热！

"上海已达 40 ℃！"

"杭州气温逼近 40 ℃！"

"成都人要热化了！"

随时随地都听得到有人在吼："太热了！"
"热得遭不住了！""热死个人了！"

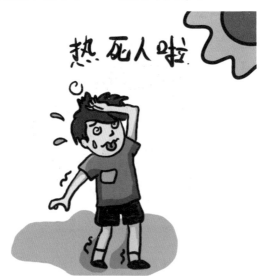

这个鬼天气，仅仅是下楼取个快递都会浑身是汗，真的是出门 5 分钟，流汗 2 小时。更不用说出门买个菜啥的，简直像一块被烤熟的五花肉，就差点为自己"带盐"了。

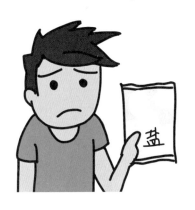

随着全球极端天气的频发，高温天气带来的危害也越来越受到大家的重视，而热射病就是高温天气造成的严重疾病之一。这本书我们要讲的是关于夏季高温"杀手"——热射病——的来龙去脉。

一、热射病的定义

我们先来看专业的解释：热射病即重症中暑，是由于人体暴露在高温高湿环境中，机体体温调节功能失衡，产热大于散热，导致核心温度迅速升高，超过 40 ℃，伴有皮肤灼热、意识障碍（如谵妄、惊厥、昏迷）及多器官功能障碍的严重急性疾病，是中暑的最严重类型。

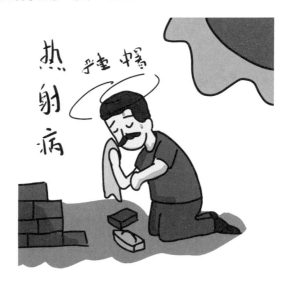

可能读者会觉得，这个解释也太长了，专业的医生读起都有点拗口，更别说普通老百姓了。那就给大家翻译直白点，热射病，其实就是天气太热从而引起的非常严重的，严重到"要人命"的一个疾病。它也属于中暑，只不过，它是中暑里面最严重的一个类型。

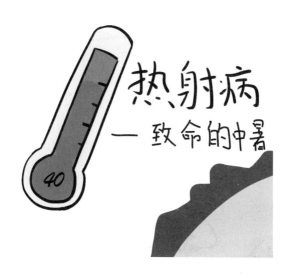

热射病
——致命的中暑

　　中暑，大家都不陌生，夏天经常有人中暑。但你可能不知道，中暑也是要分类型的。

　　一般我们把中暑分为先兆中暑、轻度中暑和重症中暑。

　　先兆中暑就是暴露在高温环境时，出现大汗、四肢无力、头晕、口渴、头痛、注意力不

集中、眼花、耳鸣、动作不协调等表现。如果
这个时候立即脱离高温环境，转移到阴凉的地
方，及时通风、降温、补充水分，患者短时间
就可以恢复。

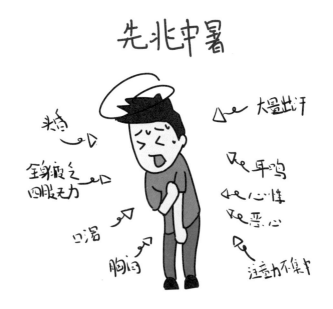

先兆中暑

精

全身乏力
四肢无力

口渴

胸闷

大量出汗

耳鸣

心悸

恶心

活动不便

　　如果出现先兆中暑症状的时候，没有引起
足够的重视，仍继续在太阳下面晒，症状就会

继续加重，当体温上升到 38 ℃以上，并且出现皮肤发烫、满面通红或者四肢湿冷、面色苍白、心慌等症状，这就是轻度中暑了。这个时候采用和先兆中暑相同的处理方式，几个小时内也是可以恢复的。

重症中暑，也就是热射病，可就没有这么轻松了。就像老百姓的口头禅 "热死人了！" 热射病还真的可能让人丢掉性命。

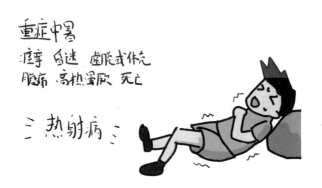

所以中暑不等于热射病，热射病是最严重

类型的中暑。一旦发现中暑，就一定要警惕热射病！

二、热射病的危害

（一）体温调节失衡

热射病导致身体无法有效地调节体温，引起高热。

（二）神经系统问题

严重的热射病可能导致神经系统异常，造成昏迷。

（三）危及生命

如果得不到及时的救治，严重的热射病就可能危及生命。

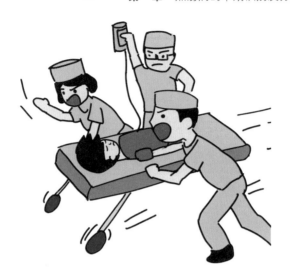

三、热射病的分类

为了更透彻地认识和治疗这个"要人命"的病，我们的医学专家们又把它分成了两大类：经典型热射病（又称非劳力型热射病）和劳力型热射病。

这两类的区别首先是发病人群不一样。经典型热射病多发生在拥挤和通风不良的房间或汽车里。患有慢性病特别是心脑血管疾病的人，以及年老体弱者、儿童、孕产妇等都是经典型热射病的高危人群；而劳力型热射病多见于既往健康的年轻人，高发人群是在高温、湿度大和无风天气进行重体力劳动和剧烈体育运动的人员，如参训指战员、消防员、运动员、建筑工人等。

这两类热射病除了发病人群的区别，其发病特点也有些不一样。

经典型热射病一般逐渐起病，前驱症状不易发现，或者有轻度头晕、乏力、耳鸣、注意力不集中等症状。这些表现往往也不被重视，在1~2天后症状开始加重，患者出现神志模糊、谵妄、昏迷等，或有大小便失禁，体温高，可达40~42℃，可伴有心衰、肾衰表现。

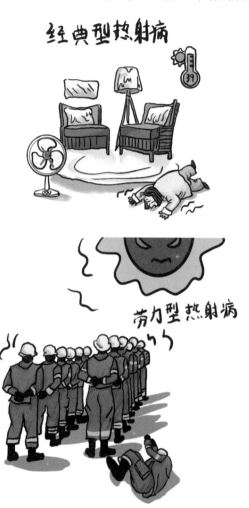

劳力型热射病特点为发病急、病情进展快。比如，夏季参训的官兵和运动员，在训练中突然倒地、昏迷、持续高热，迅速出现肝、肾损害，横纹肌溶解，以及弥散性血管内凝血等极其严重的症状，如得不到及时有效的救治，病死率非常高。

四、热射病的病因和易感因素

不能充分适应高温高湿环境为热射病的主要病因。热射病的易感因素可分为个体因素、环境因素及组织因素三方面。

不同类型的热射病，易感因素当然也是有差别的。

（一）经典型热射病

经典型热射病的易感因素主要分为两大类。

1．个体因素

（1）基础疾病：患有甲状腺功能亢进症、精神分裂症、帕金森病、少汗症、严重皮肤疾病等。

（2）年龄：老年人、婴幼儿。

（3）防暑意识不足：如因节俭选择不开空调，泡温泉或蒸桑拿时间过久等。

（4）脱水：老年人体内水分含量低，易脱水。

（5）超重或低体重：身体质量指数大于25或小于18.5。

（6）户外劳作：如外出干农活等。

（7）药物影响：服用某些影响体温调节的药物，如抗胆碱类药物、抗组胺类药物、抗精神病类药物、β受体阻滞剂、利尿剂等。

（8）特殊人群：如孕产妇、卧床需要他人照顾的人群。

2．环境因素

（1）居住环境：高温（湿）、通风不足等；

（2）强烈的太阳辐射：连续数日高温天气，突然升温 5 ℃以上等。

（二）劳力型热射病

劳力型热射病的易感因素主要分为三大类。

1．个体因素

（1）潜在疾病：体能训练前存在急性疾病的症状和体征，如感冒发热、腹泻等。

（2）体能与训练强度不匹配：难以完成训练任务。

（3）睡眠不足：体能训练前睡眠时间不足，睡眠质量差。

（4）脱水：训练中补水不足。

（5）超重或肥胖。

（6）缺乏热习服：未在相同的热环境下进行适应训练（热习服是指对热环境不适应的人在反复热刺激作用下，逐渐适应热环境下的一定强度的运动，直到能进行高强度的运动）。

2．环境因素

（1）热负荷过重：热指数（热指数指高温时，当相对湿度增加后，人体真正感受到的温度会超过实际温度，也就是体感温度）大于33容易发生中暑，可能发生热射病；热指数大于40容易发生热射病；热指数大于51十分容易发生热射病。

（2）强烈的太阳辐射。

3．组织因素

（1）与体能不相适应的体力作业或工作：安排的体能任务过重。

（2）休息周期不足：作业或工作中途休息时间不足。

（3）水分补充不足：作业或工作中饮水过少。

（4）作业或工作时间选择不当：不应选择每天较热的时间段作业，如 11:00—14:00。

（5）出现轻症中暑症状未引起重视，仍继续作业。

五、热射病的早期识别

"医生，你不要说得那么专业嘛，听不懂。你能不能教我一个简单的方法判断是不是得了热射病嘛？"

好的，注意啦，"干货"来了！

其实要早期识别热射病，我们只需要记住热射病"三联征"就可以了：

"处于高温、高湿环境或剧烈运动后""高热"及"中枢神经系统异常"。

接下来我们来详细解释每一条征象。

（一）处于高温高湿环境或剧烈运动后

高温高湿的环境，一般是指大气温度大于32 ℃、湿度大于 60%和无风的环境。但现实和理论可能不完全一致，30 ℃的天气里一样有可能发生热射病，湿度这个指标更是很少有人关注，大多数时候大家也不会专门拿湿度计去测。所以，提高警惕，防患于未然最重要，只要自己觉得又热又湿，那就是高温高湿天气，同时这个时候就要避免剧烈运动。只有提高警惕，才有可能避免热射病。

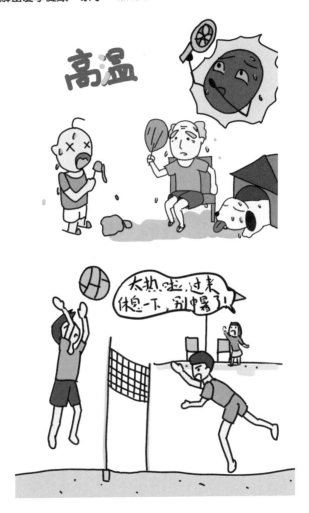

（二）高热：通常体温＞40 ℃

热射病的诊断离不开这个"热"，所以，热射病都有发热，而且通常是高热。但是这个温度并不是我们在家里拿体温枪对着额头，还有耳温枪对着耳朵，或者体温计夹在腋下测出来的温度，这个 40 ℃指的是我们人体的核心温度。一般我们用直肠温度来代表核心温度，如果没有条件测量直肠温度而采取其他测量方式，则需换算成直肠温度。通常情况下，直肠温度较腋温高 0.8～1.0 ℃。所以，如果在家里测到腋窝温度超过了 39 ℃，那么核心温度就已经超过了 40 ℃。还有一点值得注意的是，这个 40 ℃也不是绝对的界线，只是说通常情况下是这么高，若测出来核心温度为 39.5 ℃或者 39.8 ℃，也不能说温度没达到热射病的标准就轻易排除热射病的风险。

（三）中枢神经系统异常：精神状态改变、抽搐、昏迷

关于这个征象也有几点需要说明。

（1）中枢神经系统异常一般是热射病较早期就会出现的症状，比如头晕、精神恍惚、淡漠表现等。

（2）中枢神经系统表现往往也是热射病最典型的表现，一开始就昏迷、全身不停地抽搐，就像癫痫发作一样。这一点往往不容易和其他中枢神经系统疾病区别开来，所以一定要提高警惕。

（3）只要有改变就是异常，哪怕只是出现些轻微异常比如反应迟钝、说话颠三倒四、忘

东忘西的，都需要多留个心眼。

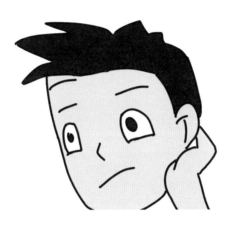

第二章

热射病的预防

一、人体的体温调节

第一章铺垫了那么多有关热射病的基础知识，就是想让大家意识到热射病的危害性之大。减轻伤害的最佳方法就是不让其发生，所以我们重视热射病的第一件事就是学会预防，将热射病扼杀于摇篮之中。

通过前文的介绍，我们知道热射病有三个重要的特征，即热射病"三联征"。从三联征出发，我们不难发现，高温高湿的环境或者剧烈活动是发病的前提，体征是高热，表现是中枢神经系统异常（昏睡、抽搐、昏迷等）。虽然中暑根据发病机制及临床表现可以分为热痉挛、热衰竭、热射病三种类型，但三种类型并不一定独立存在,有时候是疾病进展的不同阶段。

在讲到预防的具体措施之前，我们先来了解一些关于人体体温及体温调节相关的知识，这有助于我们更深刻地理解预防措施起效的机制。

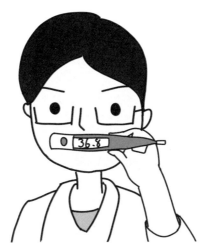

我们常用的测体温的方法有口腔测温、腋下测温和肛门测温三种。口腔温度比直肠温度低 0.2～0.3 ℃，平均约为 37.0 ℃；腋窝温度比口腔温度又低 0.3～0.5 ℃，平均约为 36.7 ℃；

直肠温度是三者中的最高温度。

　　在正常生理情况下，人体体温可随昼夜、年龄、性别、活动情况不同而有一定的波动。一昼夜中，凌晨 2：00—4：00 体温最低，午后 16：00—18：00 最高，变动幅度不超过 1 ℃。新生儿的体温略高于成年人，老年人则稍低于成年人。婴儿的体温调节机能尚不完善，可受环境温度、活动情况或疾病的影响而产生较大的波动。剧烈的肌肉运动、精神紧张或情绪刺激也可使体温升高 1～2 ℃。在酷热或严寒环境中暴露数小时，体温可上升或下降 1～2 ℃。

　　人是一种恒温动物，可以自行调节自己的体温，使体温维持在一个相对稳定的范围。人的恒定体温是在神经和体液的共同调节下，通过人体的产热和散热两个过程保持相对的平衡而实现的。

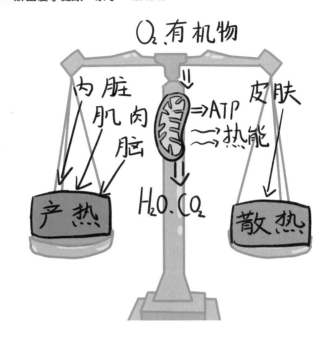

具体来说，产热过程就是一个化学性体温调节的过程，因为热能来自物质代谢的化学反应。我们知道自己的机体每天都在靠新陈代谢所提供的能量运转着，而代谢过程中释放的能量，只有 20%～25%用于做功，其余都以热能

的形式发散到体外。产热最多的器官是内脏（尤其是肝脏）和骨骼肌。

静息状态下内脏器官的产热量约占机体总产热量的 52%，骨骼肌产热量约占 25%。运动时，肌肉产热量剧增，可达总产热量的 75%～80%。冷环境刺激可引起骨骼肌的寒颤反应，使产热量增加 4～5 倍。

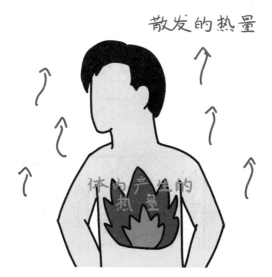

散发的热量

体内产生的热量

　　产热过程主要受交感-肾上腺系统及甲状腺激素等方面的控制。

　　体表皮肤可通过辐射、传导和对流以及蒸发等物理方式散热，所以散热过程又叫物理性体温调节。

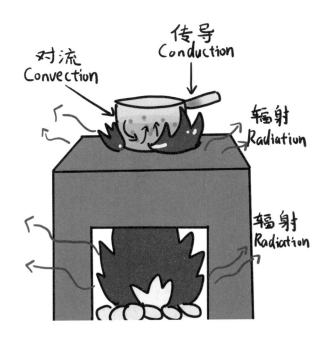

机体各组织器官产生的热量，随着血液循环均匀地分布于全身各部分。当血液流经皮肤血管时，全部热量的 90%由皮肤散出，因此皮肤是人体散热的主要部位。还有一小部分热量，通过肺、肾和消化道等途径，随着呼吸、尿和粪便散出体外。

如果机体产热大于散热或散热受阻，体内就会有大量的热蓄积，引起组织器官功能的损伤，表现为核心体温升高，多器官功能衰竭，尤其是意识状态的改变。

热射病的发生主要是因为体温调节机制突然被破坏，导致散热功能受阻，表现为中枢神经系统的抑制，少汗。

二、热射病的预防措施

初步了解了人体体温、产热及散热的理论后，接下来我们就进入学习热射病预防措施的板块了。热射病的预防主要从以下几个方面入手。

（一）避免长时间高温高湿环境下作业及运动

预防的第一步就是要灭其根源，就是尽量不要在高温高湿环境下作业及剧烈运动，尤其是有易患热射病倾向者。当高温下作业无法避免时，至少应缩短作业时间，减少暴露的时间，从而减少发病的概率；同时需改善劳动条件，做好防范工作，注意通风，帮助排汗，尽可能补充丢失的水分和盐分。

一般来说高温天气下需尽量避免在 11：00 至 16：00 外出，如必须外出则要做好防暑防晒的准备。出门可戴宽帽檐的遮阳帽、太阳镜，并涂抹防晒系数为 15 或以上的防晒霜。同时，要备好防暑药品。此外，保证充足睡眠，让大脑和身体得到充分的放松也非常重要，可以通过戴眼罩等方式改善睡眠环境，从而保证睡眠质量。

户外工作时最好有逐渐适应环境的过程，避免从凉爽的区域（如空调房）直接到高温室外区域活动。同时，要注意补充水分及盐分，可饮用含电解质的运动型饮料。如出现身体不适，应立即转移到阴凉处，降低体温，并尽快转送到医院。

(二)避免穿着透气性不佳、不利于散热的服装

如果我们已经处在高温高湿环境了，根据产热散热的原理，既然产热已经够多，就要学会增加散热。穿着应轻薄，避免穿着透气性不佳、不利于散热的服装。

(三)及时补水

中暑最初的病症是大量失水和失盐引起的肌肉疼痛性痉挛，严重时会因为脱水和电解质紊乱引起周围循环血量不足，再进一步加重就会因高温引起体温调节中枢功能障碍，出现高热、精神异常等。所以我们要注意补充水分及电解质，从而补充血容量，避免中暑或使病情进一步加重，运动饮料就是不错的选择。但如

果已经出现不由自主的抽搐，就不要试图喂水，以避免发生呛咳和窒息。

（四）关注高危人群

人体总是在不停地适应环境，但是个体间存在差异，有的人适应很快，而有的人却要慢一些。面对高温，不同个体也有相同的反应。热射病也有自己的独特高危人群，主要是老人、儿童、孕妇等。老年人多伴有糖尿病等基础性疾病，身体状况不佳，体温调节能力差；而儿童多由于体温调节系统不够成熟，散热能力差导致体温调节能力差；孕妇则是因为代谢旺盛，产热增加，散热能力又差，容易引起中暑。此外，从事高强度或于高温环境下作业的人群如消防员、工地施工人员、运动员等，虽然身体基础较好，但长时间在高温高湿环境下作业、训练也非常容易患热射病。

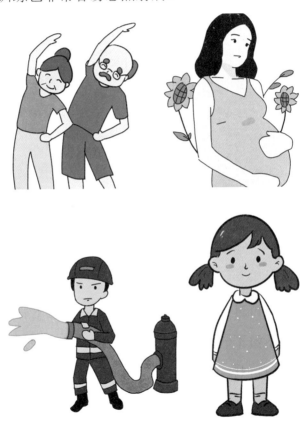

　　老年人、儿童、孕妇等人群，他们体温的自我调节能力可能或多或少有所减弱，中暑时较一般健康成年人更容易进展为热射病，有时候症状还不典型，容易误诊漏诊。

　　所以老年人、孕妇、儿童、有慢性疾病的人，特别是有心血管疾病的人，在高温季应做到以下几点。

　　（1）减少外出：尽可能减少外出，必须外出时，尽量选择清晨和傍晚，减少逗留时间。

　　（2）遮阳避暑：戴遮阳帽、遮阳镜，涂抹防晒霜，减少在太阳直射下的户外活动时间。

　　（3）及时补水：夏日外出时，随身携带运动饮料或淡盐水，及时补充水和电解质。还可饮用预防中暑的降温饮品，如山楂汤、冰镇西瓜露、绿豆酸梅汤等。

（4）随身携带解暑药：如十滴水、藿香正气水、风油精、清凉油等。一旦出现中暑症状就可用所带药品缓解病情。

（5）注意饮食健康和卫生：夏季饮食宜清淡易消化，选择高热量高维生素、高蛋白、低脂肪饮食。注意不要吃得太油腻，不过蛋奶以及鸡肉、虾、鱼肉等"白肉"还是要吃的。

（6）定期进行健康体检：有慢性病、重病后恢复期，以及体弱者，要定期进行健康体检，增强防护意识，不宜从事高温作业。

尤其要关注独居的老年人。一些老年人夏天不喜欢开空调，其居住环境温度、湿度高，容易中暑。子女应尽量帮老人事先做好各项防暑降温工作，在家中备足清凉饮料，准备防暑降温的药物，劝说其减少外出活动，如老人出现不适应尽快送医就诊。

热射病，重点在于预防！掌握科学防暑技巧，畅快度夏！

第三章

热射病患者的现场急救

当发现疑似热射病患者时，现场如何急救？这是大家最关心的问题，当然也是本书的重点内容。

一、现场评估

这一步非常重要！前面说了，多数热射病患者以意识状态改变伴高热为首发症状。但是，以意识状态改变伴高热为表现的只有热射病吗？当然不是！脑出血、脑炎、糖尿病酮症酸中毒等内分泌疾病危象、恶性综合征等也有这样的表现。当然，你不需要记这么多陌生的疾病名称，重点是需要现场评估。现场评估包括气道、呼吸、循环、意识状态的评估。

（一）气道状态

如果患者呕吐，让患者侧卧，头偏向一侧，防止呕吐物堵塞气道，否则轻者导致吸入性肺炎，严重者导致窒息。

（二）呼吸状态

观察患者的呼吸频率和呼吸动度，也就是看胸廓起伏的快慢和幅度。如果患者呼吸过慢或过快，同时伴有胸廓起伏过小或过大，都应高度重视。

（三）循环状态

触摸患者动脉搏动，可以是桡动脉、颈动脉或股动脉。桡动脉就是中医把脉的位置，颈动脉位置在喉结旁边 2 厘米，股动脉就在大腿根部腹股沟中点的位置。不用每个位置都去触摸，选择一个就行，如果摸不到搏动或者搏动很弱，应高度重视。

（四）意识状态

观察患者有无语无伦次、胡言乱语、不爱说话、淡漠或者根本没有任何反应的情况。

二、心肺复苏

如果经过上述评估，患者无任何反应，呼吸弱或者看不到胸廓起伏，动脉搏动弱或者不能扪及，要考虑呼吸、心跳停止，立即进行心肺复苏，同时拨打120。这时候的重点就不是热射病的处理了，而是按照心跳骤停抢救。

提到心肺复苏，可能很多人还不会这项真正能救命的急救技能，建议大家结合心肺复苏专业网站的心肺复苏操作视频练习。

如发现患者无反应并且没有呼吸，或只是喘息，应立即启动急救流程：拨打120，如有除颤仪，立即除颤，并立即行胸外心脏按压。胸外按压前先去除障碍物，迅速让患者平卧，地面应平坦坚硬。

胸外按压的方法如下图所示。

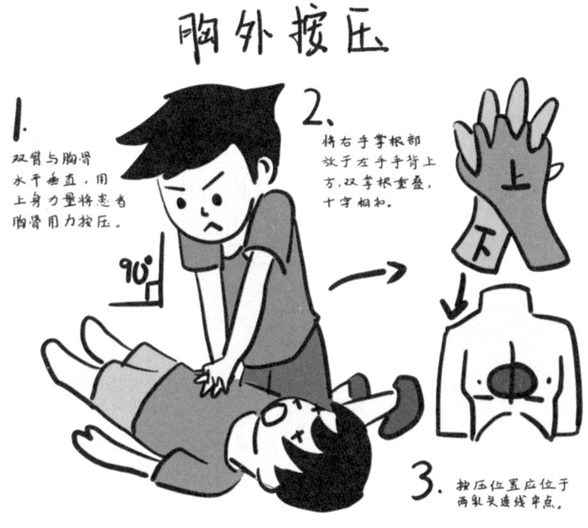

胸外按压

1. 双臂与胸骨水平垂直，用上身力量将患者胸骨用力按压。

2. 将右手掌根部放于左手手背上方，双掌根重叠，十字相扣。

上 下

3. 按压位置应位于两乳头连线中点。

按压要领及方法：成人按压部位在两乳头连线的中点，采用双手叠扣法，腕肘关节伸直，利用身体重力，垂直向下按压，按压深度使胸骨下陷至少 5 厘米，按压频率为每分钟 100～120 次。

气道开放的方法是一只手置于患者的前额，手掌向后下方用力，使头充分后仰；另一只手将下颌抬起，使耳垂和下颌角联系与地面垂直。口对口的人工呼吸，救护人员一只手捏住患者鼻孔，正常吸气后包住患者口唇将气吹入，按压和吹气的比例是 30∶2，也就是按压 30 次，人工呼吸两次。

心肺复苏操作要点如下图所示。

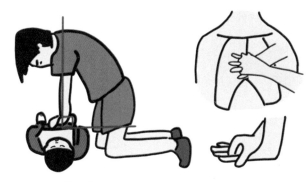

确认患者意识丧失
自主呼吸消失
颈动脉无搏动就可以开始心肺复苏了

双手掌叠放
按压于双乳头连线中点
频率为100—120次/分
按压深度5—6厘米

清除被救者口鼻异物

手掌根部下压额部
另一手食中指抬起颏部
使耳垂与地面垂直

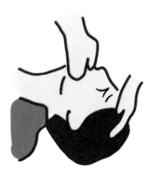

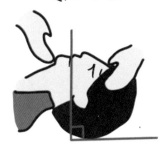

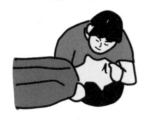

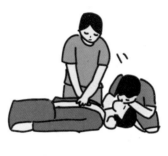

三、现场急救"六步法"

如果运气好，患者没有发生上述呼吸心跳停止的情况，初步判断为热射病，那在第一现场抢救热射病可比作救火：在拨打 119（120）等待消防人员（医护人员）到来的同时，我们也不能看着大火（高温）肆无忌惮地烧啊，总要做些什么帮忙灭灭火（降降温）。

这里给大家总结了现场抢救的"六步法"。

（一）搬移

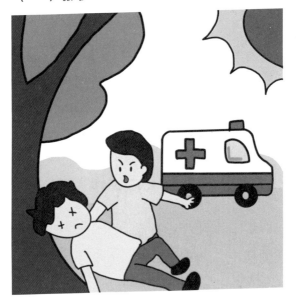

　　立即脱离热环境。一旦怀疑中暑，不管它是先兆中暑还是轻症中暑，更别提要命的重症中暑——热射病了，管他三七二十一，先把患者移到通风、阴凉的地方，松开身上多余的衣服。这么做是为了利于散热。如果患者已经软弱无力或者意识不清了，尽量让其平躺，如果有呕吐表现，就要让其侧卧，以避免吐出来的东西又反流导致窒息或者吸入性肺炎。

（二）测量

快速测量体温。前面说了那么多，体温在热射病的诊断当中至关重要。所以，在将患者挪到通风阴凉的地方，并且去除身上多余的衣物后，下一步就可以测量体温了。下面给大家介绍几种现场实用的体温测量方法。

1. 口腔测温法

将体温计消毒、擦干，将水银头端放于患者舌下，让患者闭上嘴巴，千万不要用牙齿咬，也不要发声，以免体温计被咬破。等 3 分钟左右取出温度计，在光线好的地方，将体温计横着拿，慢慢转动，观察水平线位置的水银柱所在的刻度，正常口腔温度在 36.2～37.2℃。千万注意，意识不清楚的人不适合口温测量。

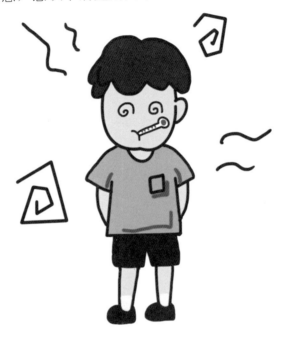

2. 腋窝测量法

擦干患者胳肢窝的汗液，将体温计轻轻放入患者腋下，使水银头端位于腋窝最深的位置，让患者上臂贴近胸壁夹紧体温计。5分钟后取出温度计，查看方法同口腔测温法。正常腋下体温为 36～37.4 ℃。

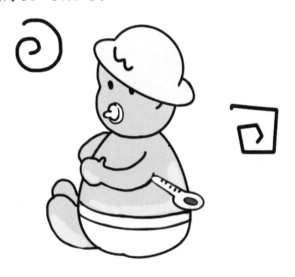

3．直肠测温法

又叫肛门测温法，让患者弯着膝盖侧卧，露出屁股，将涂上润滑液（比如肥皂水）的体温计水银端轻轻插入肛门内 2～4 厘米。3 分钟后取出，用软纸擦干净体温计后，读出体温。正常肛门温度为 36.5～37.7 ℃。

前面也说了，直肠温度可以代表核心温度，最接近人体真实的温度，所以，建议有条件时都测直肠温度。不过鉴于这个测量方法操作起来并不是那么方便，还应视具体情况选择合适的测量方法，并不绝对。

4．估测法

要是家里没有温度计，或者在户外患上热射病，现场没有温度计，那又怎么办呢？简单，就像小孩子发烧一样，首先是摸到身上发烫，然后才去测体温。没有温度计时，也可以摸一下患者额头、胸前的皮肤，感觉一下烫不烫，如果明显发烫，那多半就是发热，就可以开始下一步了。

（三）降温

做好了前面两步，接下来最重要的一步就是降温了。根据所处的环境，因地制宜，原则就是迅速降温。不管是蒲扇还是空调，不管是冰糕还是冰袋，只要能降温就是好方法。

这里给大家罗列了以下几种现场可以用来降温的措施及注意事项，可根据情况酌情选用。

1．冰水浸浴法

在浴缸或浴池中装一半的水，水里放一些冰块，或者未开封的冰糕、雪糕等，将患者头部以下部位浸泡在水里，旁人帮助托起患者的腋下，使头部和颈部露在冰水的外面，同时，用打湿的毛巾放在患者的头颈部，反复更换。应注意：①冰水浸浴时间一般为 15～20 分钟，不宜过长；②如患者出现寒战，则停止用此种方法降温。

2. 蒸发降温

炎患者喷洒凉水或向皮肤喷洒水雾，同时用风扇或扇子扇风；或用湿毛巾擦拭全身，同时持续扇风。

3. 冰敷降温

给患者头戴冰帽或头枕冰枕；或将用纱布包裹好的冰袋置于患者颈部、腹股沟（注意保护阴囊）、腋下等血管较丰富、散热较快的部位进行降温。

4. 体内降温

体内降温包括冰盐水灌胃或直肠灌洗，如无冰盐水可用室温盐水替代。

5. 注意事项

（1）无论采取哪一种降温办法，都应该立

即实施，特别是在条件有限的环境中，要根据现场情况采取有效的降温措施。

（2）退热药如布洛芬等对热射病降温是无效的，不建议采用，因为热射病患者下丘脑体温调定点并未改变，而且应用退热药物还可能出现肾损伤、肝衰竭等并发症。

（3）在降温过程中，应每隔 5～10 分钟测量一次体温。

（4）所有降温措施中，以冰水浸浴法效果最好。但在冰水浸浴前，应该先对患者状态进行评估，生命体征平稳者才可以采取此种方法。

（5）如无专业医护人员在场，不建议使用体内降温法。

（四）补水及液体复苏

热射病患者因为出汗、高热丢失大量水分，

所以，及时补充水分也是治疗热射病的关键。补液不仅仅可以补充丢失的水分，还可以达到降温的目的。在没有专业医护人员的情况下，我们如何给热射病患者补液呢？应分两种情况来处理。

（1）患者神志清醒，可口服补液。液体种类包括清凉饮品、苏打水、普通饮用水等，建议在普通饮用水中加入适量盐，这么做是因为排汗同时会带走人体必需的钠离子、钾离子等电解质成分，盐当中含有钠离子，所以能够补充电解质。如果一次性饮用大量纯净水而不补充任何电解质成分的话，容易导致"水中毒"。这并不是危言耸听，的确存在"水中毒"这种疾病，其原理就是在大量饮用纯净水后，人体渗透压发生变化，由等渗状态变为低渗，从而导致脑水肿,诱发或者加重中枢神经系功能障碍。

(2)患者神志不清楚,那就不能给患者强行喂水。否则不但无用,甚至可能导致其呛咳、呕吐、误吸等严重后果。所以这时候,如果没有专业救护人员在场,就必须尽快转运患者,建立静脉输液通道,及时为患者补充液体。

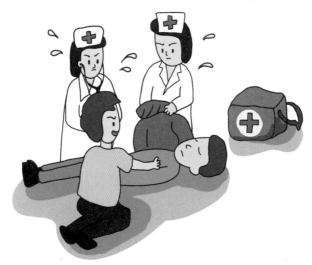

（五）气道保护与氧疗

如果患者已经处于昏迷状态，一定注意要将昏迷患者头偏向一侧，这样既能保持其呼吸道通畅，也能防止呕吐物误吸。如果患者口腔内有呕吐物或者较多分泌物，应及时清理，禁止喂水。

（六）应对抽搐

对于躁动不安或者频繁抽搐的患者，在等待专业医护人员到来时，我们无法针对抽搐采取专业的处理措施，只能继续相应的降温、保持气道通畅措施。但我们一定要知道不能做什么，要知道哪些是错误的做法，比如强行搬动患者、把筷子或者毛巾塞入患者口腔、掐人中，等等，这些都是不可取的行为。

第四章

热射病患者的转运

　　某大学的足球场上，校足球队的同学们挥汗如雨，正为了下一次的某个比赛而训练着，小马突然感到头痛、全身无力。队友小张发现他面色潮红，刚想问他怎么了，就看小马快速倒地。小张连忙跑上去却发现小马已经没有了意识，于是立即把小马抬到了足球场边上，并让人呼叫了校医，同时拨打了 120。校医很快到达现场，一测体温大于 40 ℃，考虑可能是热射病，立即将小马送到室内，并用湿毛巾擦拭其全身，旁边的队友也帮忙扇风。救护车到达现场时小马仍然没有意识，医护人员立即予以快速大量输液等治疗，在降温的同时把小马送到了某三甲综合医院进行治疗。幸运的是小马最后顺利康复出院。

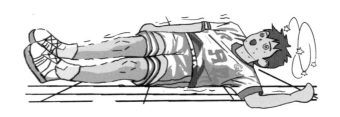

　　热射病病情重，进展快，现场的紧急处理尤为重要。但是常常由于现场的条件限制，我们在紧急处理的同时，必须考虑转运的问题：在现场早期处置中应遵循"边降温边转运"原则；当降温与转运存在冲突时，应遵循"降温第一，转运第二"的原则；而一旦决定转运，就要充分评估及准备。

一、转运前评估

　　转运前需要对获益和风险进行评估，当获益大于风险时，才适合转运。转运前需评估患者的生命体征等情况是否适合转运，否则应处理后再实施转运。如果患者生命体征不稳，如心脏骤停、呼吸微弱，就需要先进行心肺复苏，必要时给予呼吸机辅助呼吸。

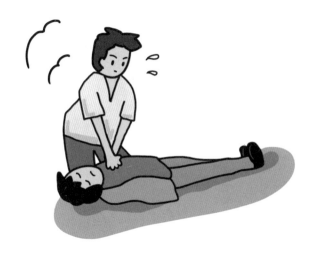

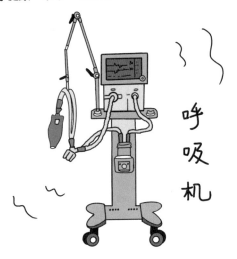

呼吸机

那么经过现场的急救后，哪些患者必须转运到医院进行救治呢？

（1）意识障碍无改善；

（2）体温高于 40 ℃，或实施降温治疗（抬到阴凉处、洒水、浸浴、扇风等）30 分钟后体温仍高于 40 ℃；

（3）出现休克、呼吸衰竭等多器官功能衰竭表现，现场缺乏必要的救治条件。

二、转运途中的管理

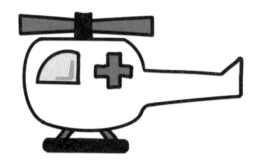

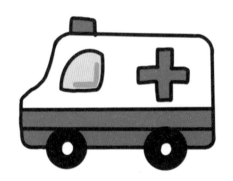

对于病情危重的热射病患者，应采用可及的最快捷交通工具实施安全、有效的转运。空

中、水面及陆路交通工具均可用于转运。目前救护车仍为最常规的转运交通工具。在有选择的情况下，应选派具有重症患者救治经验的医护人员陪同，至少1名医生和1名护士。转运前应检查急救设备及药物是否备齐。

转运过程中应注意以下两点。

（1）密切监测体温，每0.5～1.0小时测量1次，如有条件应测量直肠温度，同时做好生命体征的监测记录。

（2）持续有效降温，不能因转运而延误降温治疗。根据条件可选择以下措施：将救护车空调温度调至最低或打开车窗，冷水全身擦拭配合持续扇风降温，体表冰敷降温，4～10 ℃生理盐水输注或口服（清醒患者）。

三、转运目标医院

目标医院应是设置有重症监护病房（ICU）且救治能力较强的医院。

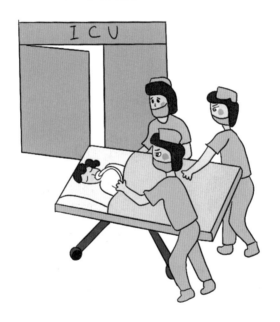

热射病患者除了高热外常常合并多器官功能衰竭。对于高热，除了传统的洒水、浸浴、

扇风、输注冰盐水、胃管灌洗，以及直肠灌洗等方式外，控温毯及连续血液净化等先进技术也有很好的效果；而对于多器官功能衰竭，呼吸机、血液净化机器、体外膜氧合（ECMO）等技术可以给予很好的器官支持。所以转运患者时尽量要转到有这些技术的综合医院，为患者的治疗提供更好的条件。

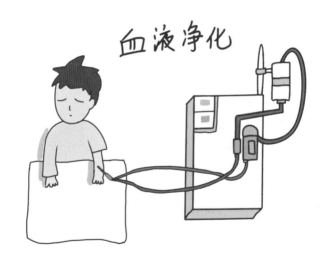

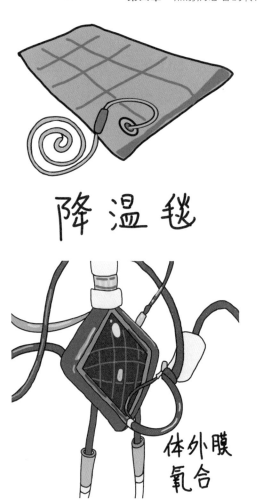

降温毯

体外膜
氧合

转运是为了得到更好的治疗，所以转运前需要评估其必要性及安全性；转运时要备好一切可能需要的人力物力，使其具有可行性；最重要的是要确定好目标医院，使患者能够得到需要的治疗，即具有目标性。做到这几点，最终才能体现转运的价值，让患者有更好的预后。

第五章

热射病患者的
院内救治

"十早一禁"原则是治疗热射病的首要原则，相关救治人员应在救治全过程中始终贯彻此原则。其包括：早降温、早扩容、早血液净化、早镇静、早气管插管、早补凝抗凝、早抗炎、早肠内营养、早脱水、早免疫调理，以及在凝血功能紊乱期禁止手术。

患者入院后首先维持其生命体征稳定，减少不必要的转运、搬动、有创检查或操作。完成实验室检查，评估病情，多学科协诊，尽快送入重症监护室。

热射病经过急诊救治后，症状轻者经积极有效处理后多可恢复正常，但仍需留院观察48～72小时。

院内救治的要点包括以下几个方面。

一、目标温度管理

建议使用直肠温度来监测核心温度。如患者不配合，需进行有效束缚，避免体温计断裂。热射病患者在病情稳定之前应持续监测核心温度，或者至少每 10 分钟测量一次。建议核心温度管理的目标是维持直肠温度在 37~38.5 ℃。可单用或联用冰敷降温、控温毯、体内降温、血液净化等措施。

体外降温无效者，用冰盐水进行胃或直肠灌洗，也可用无菌生理盐水进行腹膜腔灌洗。

患者体内核心温度持续高于 40 ℃，可能导致多器官系统损伤衰竭，甚至危及生命。血液净化除了能治疗肾脏损伤，同时也可以起到降温效果，那什么是血液净化呢？

血液净化治疗是一种通过机器帮助身体过滤血液中的废物和毒素的方法。对于热射病患者来说，它可以帮助清除体内的毒素和废物，缓解病情。在血液净化过程中，血液离开身体通过管路到达机器，经过滤器将废物和毒素过滤出来，同时保留血液中的有用成分，然后过滤后的血液重新注入患者的身体中，以保持正常的血液循环。

关于血液净化降温的具体机制，其实血液净化本身并不是直接用来降温的手段。然而，在血液净化过程中，可以调节血液净化机的温度，当血液经过机器时，会与机器内部的低温环境接触，导致血液温度降低。这种低温血液再回到患者体内时，可能会起到一定程度的降温效果。

此外，虽然血液净化可以帮助治疗热射病，但并非所有热射病患者都需要进行血液净化治疗。是否需要采用这种治疗方法，应根据患者的具体病情和医生的建议来决定。

二、气道管理与呼吸支持

热射病的重症患者建议尽早气管插管，并使用有创呼吸机辅助呼吸。这主要基于以下几点原因。

（1）热射病患者可能出现高热、意识障碍等症状，这可能导致患者无法自主呼吸或呼吸功能不全。气管插管能够迅速建立人工气道，确保患者的呼吸道通畅，为后续的呼吸支持治疗提供基础。

（2）有创呼吸机辅助通气可以提供更为有效的呼吸支持。与无创通气相比，有创呼吸机能够更好地控制呼吸参数，如呼吸频率、潮气量等，从而更有效地纠正患者的低氧血症和二氧化碳潴留。此外，有创呼吸机还可以提供呼气末正压通气（PEEP）等高级呼吸支持模式，有助于改善患者的肺顺应性和氧合状态。

（3）早期进行气管插管和使用有创呼吸机辅助通气可以避免因呼吸功能不全而导致的进一步损伤。通过及时纠正患者的呼吸问题，可以减轻热射病对心、脑等重要器官的损害，降低并发症的发生率，提高患者的生存率。

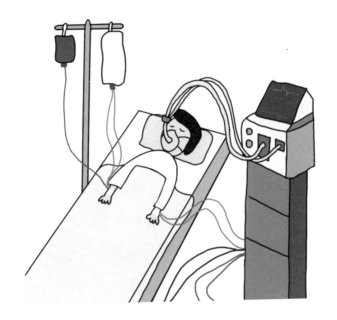

三、循环监测与液体管理

首先，早扩容和早补液是为了迅速纠正热射病患者因大量出汗和体液丢失导致的血容量不足。通过及时补充生理盐水、葡萄糖液等，可以恢复血压、血容量，并纠正水电解质紊乱。

这有助于维持患者的循环稳定，防止因血容量不足导致的器官功能受损。

其次，建立中心静脉通路可以更准确地监测和调控患者的循环状态。中心静脉压是反映血容量和心功能的重要指标，通过中心静脉通路可以实时监测中心静脉压的变化，为补液速度和补液量的调整提供依据。此外，中心静脉通路还可以用于快速给予急救药物和营养支持，提高治疗效果。

同时，连续监测血压、尿量、心率、氧饱和度以及乳酸等参数，可以全面评估患者的循环状态和组织灌注情况。血压和心率的监测可以反映心脏的泵血功能和血管张力，尿量的变化可以反映肾脏的灌注和排泄功能，氧饱和度和乳酸水平则可以反映组织的氧合和代谢状态。通过对这些参数的监测，医生可以及时发现和处理患者可能出现的循环障碍和组织缺氧等问题。

需要注意的是，在进行扩容和补液治疗时，应根据患者的具体情况和监测结果来调整补液速度和补液量，避免过度补液导致的心肺负担加重和水肿等问题。同时，对于已经出现脑水肿等严重并发症的患者，应谨慎使用扩容和补液治疗，以免加重病情。

四、器官保护治疗

热射病是一个严重的，危及全身多个器官系统的疾病，所以除了上述的治疗措施，还需对患者进行其他器官支持治疗。

（一）针对肝损伤的救治

当患者出现肝衰竭时，保肝药物治疗是重要的一环。保肝药物可以帮助减轻肝脏的炎症和损伤，促进肝细胞的修复和再生。具体的药物选择需要根据患者的病情和医生的指导来进行，如谷胱甘肽、多烯磷脂酰胆碱等药物都可以考虑使用。

对于热射病肝损伤患者中出现的高胆红素血症，人工肝技术（血浆置换治疗或双重血浆分子吸附治疗）是有效的治疗方法。胆红素吸附治疗利用特定的吸附器清除体内的胆红素，有助于缓解急性肝衰竭导致的恶心、呕吐、乏力、皮肤巩膜黄染等症状。但需要注意的是，这种治疗方法并不适用于所有患者，特别是那些存在弥漫性血管内凝血或活动性出血的患者。血浆治疗则通过输入新鲜血浆来补充体内缺失的凝血因子和其他重要成分，有助于改善患者的凝血功能和肝功能。

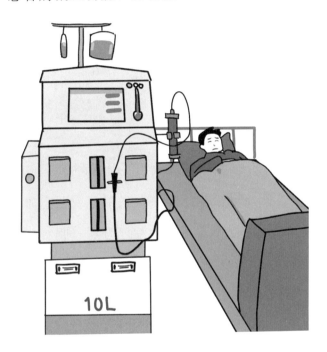

（二）针对胃肠功能受损的救治

在患者胃肠功能受损的情况下，肠内营养输注需要遵循由少到多、由慢到快、由稀到浓、循序渐进的原则。这有助于肠道适应并逐渐恢复其功能，同时避免过度刺激肠道导致的不适和并发症。适当规范的肠内营养输注可以提供必要的营养物质，支持患者的身体恢复。所谓"得胃肠者得天下"，胃肠功能的治疗及保护也是至关重要的。

（三）针对脑功能受损的救治

对于脑保护，早期脱水治疗是关键。甘露醇是一种常用的脱水剂，可以帮助减轻脑水肿，降低颅内压。激素治疗也可以减轻水肿程度，但需要在医生的指导下使用，以避免可能的副作用。此外，促醒及营养神经药物、清除脑自由基等也是重要的治疗手段，可以促进患者意识的恢复和神经功能的改善。

（四）体外膜氧合

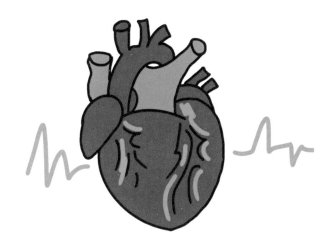

热射病可以引起身体太多太多的问题，并会导致严重后果。当热射病导致患者恶性心律失常、严重心源性休克及呼吸衰竭时，可能需

要使用"终极手段"——体外膜氧合（ECMO）这个人工心肺机来救治。

首先我们来了解一下什么是 ECMO。

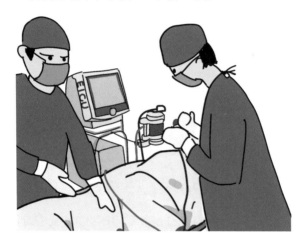

ECMO 是一种先进的医疗技术，主要用于为重症心肺功能衰竭患者提供持续的心肺支持。在 ECMO 治疗期间，血液从患者的体内被引出，经过人工心肺旁路氧合后再输回体内，从而暂时替代患者的心肺功能，为患者的恢复

或进行其他治疗赢得宝贵的时间。

ECMO 技术的工作原理相对复杂，它涉及将导管插入患者的大血管中，将血液引出体外，经过特殊的氧合器和泵，使血液在体外得到充分的氧合并排除二氧化碳，然后再将血液回输到患者体内。这个过程需要高精度的医疗设备和专业的医疗团队进行监控和操作。

在热射病或其他严重疾病导致心肺功能衰竭的情况下，ECMO 可以作为一种有效的治疗手段。通过 ECMO 的支持，患者的生命体征可以得到稳定，为后续的治疗提供了可能。然而，ECMO 治疗也存在一定的风险和并发症，如出血、感染等，因此需要在严格的医疗监护下进行。

此外，ECMO 治疗费用高昂，且对医疗资源和专业人员的要求极高。因此，在选择 ECMO

治疗时，需要综合考虑患者的病情、治疗费用以及医疗团队的实力等因素。同时，对于患者和家属来说，了解 ECMO 的工作原理、治疗效果及可能的风险也是非常重要的，这有助于他们做出更明智的治疗决策。

总之，ECMO 是一种先进的医疗技术，可以为重症心肺功能衰竭患者提供重要的支持。然而，它并不是万能的，需要在严格的医疗监护下进行，并综合考虑患者的具体情况和治疗需求。所以只有当患者出现严重心肺功能障碍，普通治疗手段难以纠正时，才可考虑 ECMO 辅助治疗。

第六章

热射病的中医中药治疗

中医药是祖先留给我们的宝贵财富，是中华民族的瑰宝，在热射病的预防和治疗中有着不可或缺的重要作用。热射病属于中医的暑热、暑阙、暑风范畴，因受病因、患者个体化差异、症候要素等影响，临床症状、表现不尽相同。中医辨证分型为暑热、中暑闭证、暑风虚证、暑昏脱证等，治疗原则为清热解毒、祛暑养阴、祛风解痉、补脱醒神等。临床常用中药辅以刮痧、针刺、放血等措施预防及治疗。

一、中药治疗

中医治疗疾病讲究"辨证施治"：辨"阴阳"、辨"表里"、辨"寒热"，以及辨"虚实"。所以治疗热射病时，也应先"辩证"。

中医把中暑分为阴暑和阳暑，热射病属于

阳暑范畴。阴暑指夏季因气候炎热而吹风纳凉，或饮冷无度，中气内虚，以致暑热与风寒之邪乘虚侵袭而为病。比如从高温的室外，突然进入到空调房里，或者吃大量的冰镇食物后引起的肠道不爽等；而阳暑是指夏季在烈日下工作或长途奔走，感受炎热暴晒而发病的伤暑证。

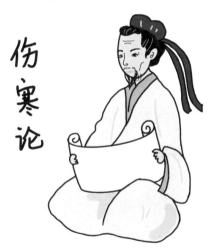

　　两者表现不尽相同：阳暑主要表现是高热、心烦、口渴、大汗，阴暑主要是发热恶寒、无

汗、身重疼痛、神疲倦怠。

阴暑可以用藿香正气散治疗，而阳暑用什么治疗呢？

医圣张仲景写了一本书叫《伤寒论》，里面就有一个方子叫白虎加人参汤，这就是治疗热射病的良方。

张仲景又在《金匮要略方论》中说："太阳中热者，暍是也。汗出恶寒，身热而渴，白虎加人参汤主之。"张仲景这里说的"暍"指的是中暑中的阳暑。

白虎加人参汤是张仲景治疗热性病的一张非常有效的方子，全方由石膏、知母、粳米、甘草、人参（可用党参）组成，方中石膏、知母清热，粳米、甘草、人参补益气阴，挽救因为高热而导致的脱水。

知母

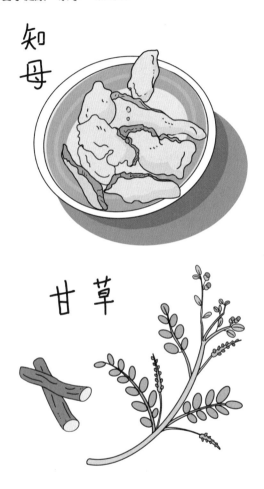

甘草

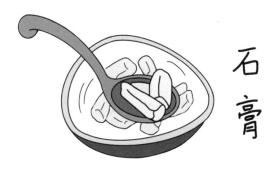

石膏

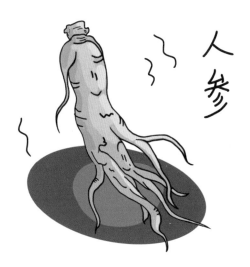

人参

　　后世医家把白虎加人参汤的适应证归纳为四大症状十二个字：身大热、汗大出、口大渴、脉洪大。该方在20世纪50年代救治流行性乙型脑炎时发挥了巨大作用，挽救了许多人。四大症也是重症中暑的表现，经方治病讲究"有是证用是方"，所以该方也是救治重症中暑的一张很有效的方子。

　　除了藿香正气散和白虎加人参汤，日常生活中常见的菊花、金银花、荷叶、薄荷、藿香和广藿香等都具有清热解暑的功效，不仅可以在一定程度上预防重症中暑的发生，还可以在发病的第一时间起到良好的治疗效果。中成药醒脑静注射液、痰热清注射液、安宫牛黄丸、复方麝香注射液等具有清热解毒、祛风解痉、镇静醒神之效。现代药理学证实，中药具有抗内毒素血症、抗氧化、清除自由基、缓解感染危象、缩短高热时间、抑制脑损伤、降低器官衰竭发生率及严重程度等作用。

大家要记住，不管是阴暑还是阳暑，中药治疗都需到正规医院，由经验丰富的医师辨证施治，才能起到良好的治疗效果，千万不能"病急乱投医"，或者自行诊病用药。

二、刮痧

刮痧以中医经络腧穴理论为指导，通过特制的刮痧器具和相应的手法，蘸取一定的介质，在体表进行反复刮动、摩擦，使皮肤局部出现红色粟粒状或暗红色出血点等"出痧"变化，从而达到活血透痧的作用。因其简、便、廉、效的特点，临床应用广泛，适合医疗及家庭保健。还可配合针灸、拔罐、刺络放血等疗法使用，加强活血化瘀、祛邪排毒的效果。

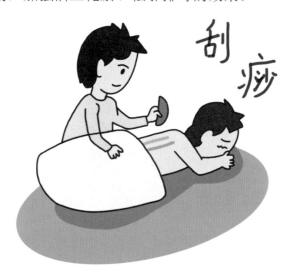

刮痧

早在明代医学家张凤逵的《伤暑全书》中，对于痧症的病因、病机、症状都有具体的描述。他认为，毒邪由皮毛而入，阻塞人体的脉络，使气血流通不畅。这些毒邪越深，郁积得越严重，急发就越剧烈，如燎原之势。对于这种情况，必须采取急救的措施，也就是必须用刮痧放血的办法来治疗。运用刮痧疗法，用刮痧器皿在表皮经络穴位上进行刮治，直到刮出皮下出血并使之凝结成米粒样的红点为止，再通过发汗使汗孔张开，痧毒随即排出体外，从而达到治疗的目的。

刮痧疗法发展到今天已经成为一种适应证非常广泛的疗法。应用于热射病，可疏通经络，使脏腑秽浊之气透达于外，使周身气血流畅，逐邪外出。刮痧对热射病虽然没有直接治疗效果，但在正规医院可作为有经验的医生治疗热射病的一项重要辅助手段,达到缓解症状的目的。

三、"扶阳固本"预防热射病

"夫四时阴阳者，万物之根本也。所以圣人春夏养阳，秋冬养阴，以从其根，故与万物沉浮于生长之门。"意思是说，阴阳调和的身体才是健康的，阴阳不调的身体会导致各种疾病的产生。夏令三伏，自然界烈日炎炎，阳气旺盛，此时人体为了顺应天时处于"阳盛于外而虚于内"的境地，腠理开泄，汗液增多，加上暑气逼人，常常导致人体阳气宣发太过而出现体内阳气匮乏的夏令体质特征。此时如果因为防暑降温而过度贪凉食冷，易致内寒过甚，以致体内阳气更衰，发生热射病的几率就大大增加。那么三伏天咱们应该注意什么呢？

（1）忌不开窗通风：潮湿闷热、通风差的室内易引发中暑，而且使用空调不开窗换气，空气质量会变差，进而致病。

（2）忌冷风对着吹：空调的冷风对着颈椎吹，使颈背部肌肉受寒，会造成颈部持续痉挛、后背酸痛等。

（3）忌冷饮不离手：冰激凌、冷饮适当吃可解暑，大量吃会伤身。且夏季人体新陈代谢快，血管处在扩张状态，突然食用冷饮，造成血管迅速收缩，引起血压波动，易诱发心脑血管意外。

（4）忌中午不休息：因天气炎热，睡眠会受到一定影响，建议最好睡个午觉，也能有效预防冠心病、心梗等心脏疾病的发生。

（5）忌只吃水果：身体出汗多、消耗大，易疲劳、没胃口，不少人选择吃点果蔬了事而忽略正餐。吃不好，营养不够，免疫力降低，就可能导致疾病。

（6）忌直接冲冷水澡：炎热的夏季，不能用冷水洗澡。人体经过冷水的刺激，会产生心跳加速、血压升高、肌肉收缩、精神紧张等一系列反应，对心脏、血压产生不利影响。

朋友们，小扇引微凉，悠悠夏日长，只有遵循健康的生活方式，才能享受万物的美好。只要我们共同学习，一起努力，酷暑将不再可怕，热射病也能有效预防！

参 考 文 献

[1] 全军热射病防治专家组,热射病急诊诊断与治疗专家共识组. 热射病急诊诊断与治疗专家共识[J]. 中华急诊医学杂志,2021,30(11):1290-1299.

[2] 全军热射病防治专家组,全军重症医学专业委员会. 中国热射病诊断与治疗专家共识[J]. 解放军医学杂志,2019,44(3):181-196.

[3] MILLER KC, CASA DJ, ADAMS WM, et al. Roundtable on preseason heat safety in secondary school athletics: prehospital care of patients with exertional heat stroke[J]. Journal of

athletic training, 2021, 56(4): 372-382.

[4] CHENG L, KLOMPARENS EA, LIU DL, et al. Effects of low-molecular-weight heparin and unfractionated heparinon patients with exertional heat stroke with thrombocytopenia: A prospective study[J]. Environmental disease, 2019, 4(2): 45-49.